# AMBULANCES DE LA PRESSE

## ANNEXES DU MINISTÈRE DE LA GUERRE

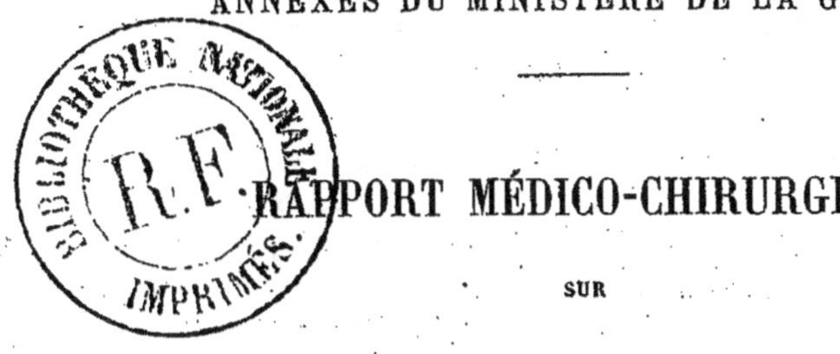

# RAPPORT MÉDICO-CHIRURGICAL

SUR

# L'AMBULANCE DES IRLANDAIS

Salle 1, service de M. le docteur F. de RANSÉ,

ADRESSÉ

## à M. le docteur RICORD,

Médecin en chef des ambulances de la Presse.

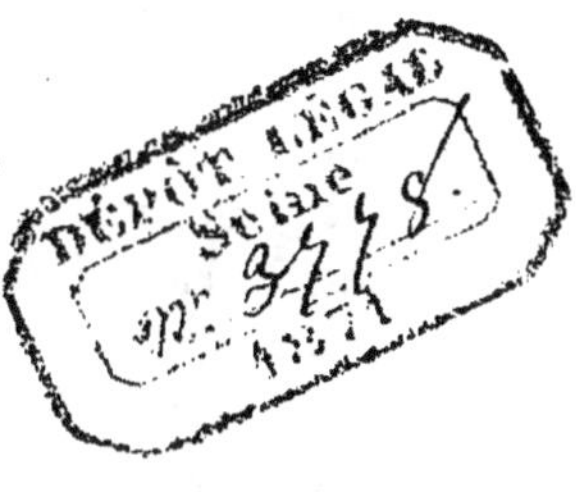

Très-honoré et très-cher Maître,

L'ambulance des Irlandais est la première des ambulances de la Presse qui ait été ouverte. Le 17 septembre, alors qu'on s'occupait d'organiser le service médico-pharmaceutique, et qu'on attendait encore l'arrivée des sœurs et celle des frères de la doctrine chrétienne, qui devaient être nos infirmiers, les malades commençaient à affluer. J'ai fait ce jour-là même ma première visite sans élève, sans pharmacien, sans infirmier, sans cahier. Mais le service s'est immédiatement organisé, et, de l'aveu de tout le monde, l'ambulance des Irlandais est l'une de celles qui ont à la fois fonctionné le plus longtemps et avec le plus de régularité.

M. l'abbé Ouin-Lacroix, administrateur des fondations irlandaises en France, dont on ne saurait trop louer la généreuse initiative et le dévouement pendant le siége de Paris, avait mis à la disposition du comité de la Presse deux belles salles du collége des Irlandais, pouvant contenir chacune vingt lits. Vous avez institué deux services, dont l'un m'a été confié, et l'autre donné à notre excellent confrère M. Lapeyrère. J'ai à vous faire connaître le mouvement des malades et les faits cliniques les plus intéressants du service que j'ai dirigé. Je dirai d'abord quelques mots du personnel et du matériel.

Mon confrère et ami, M. le docteur Guardia, a bien voulu dès le commencement me prêter son concours dévoué, assistant à mes visites, s'intéressant à tous mes malades, et me remplaçant à la contre-visite du soir, quand une force majeure m'empêchait de la faire moi-même.

M. Farges, élève en médecine des plus distingués de notre Faculté, a rempli les fonctions d'interne avec un zèle et un dévouement auxquels j'aime à rendre justice. Pendant le bombardement, dont le quartier du Panthéon a souffert plus qu'aucun autre, M. Farges, fidèle à ses devoirs, est resté le compagnon assidu, de jour et de nuit, des malades de l'ambulance.

M. Albert Brochin, fils du savant rédacteur en chef de la GAZETTE DES HÔPITAUX, était attaché au service en qualité d'externe. Dans ces fonctions, comme dans celles d'interne, quand il avait à remplacer M. Farges, il a rivalisé de zèle avec son collègue, et justifié constamment la confiance qu'on a eue en lui.

Le service de la pharmacie était fait par M. Desnoix, pharmacien en chef, et M. Pelisse, pharmacien aide-major. Des rapports pleins d'affectueuse cordialité n'ont cessé de régner entre médecins et pharmaciens, et cette entente parfaite, cette sympathie réciproque, en donnant une grande unité aux différents détails du service, ont contribué certainement à rendre plus efficace le concours de chacun à l'œuvre commune.

Une sœur de charité, de l'ordre des *sœurs de l'Espérance*, a montré ce qu'une intelligence supérieure, une foi vive et un sentiment profond de ses devoirs peuvent engendrer de force physique et morale. Seule dans la salle, pendant tout le temps qu'a fonctionné l'ambulance, elle a surmonté toutes les fatigues, doublées, pendant le bombardement, par la privation de sommeil, et, refusant un repos qui lui était bien nécessaire, elle a voulu remplir jusqu'au bout sa belle et utile mission, donner elle-même les derniers soins au dernier malade de l'ambulance. Je ne saurais trop rendre hommage à son précieux concours, ainsi qu'à celui de quelques dames, animées des plus nobles sentiments de la charité et du patriotisme, qui venaient dans la journée se joindre à elle pour remplacer auprès des malades et des blessés la famille absente.

Trois frères de la doctrine chrétienne servaient d'infirmiers, deux pendant le jour, le troisième et à tour de rôle pendant la nuit. Ils ont montré autant d'abnégation dans ces humbles fonctions que de courage comme brancardiers sur les champs de bataille, et l'un d'eux a succombé, victime de son devoir et de sa charité, à une affection dont il a pris le germe en soignant les malades de l'ambulance.

Le collége des Irlandais a donné, non-seulement le local, mais une grande partie de ce qui constitue le matériel d'une ambulance, entre autres la literie. Le matériel a été complété par les produits de la charité privée ou par le comité des ambulances de la Presse. La lingerie a été organisée et entretenue par un comité de dames qui se sont dévouées à cette œuvre utile et ont fourni constamment aux malades et aux blessés, en linge et en vêtements de laine, tout ce que la propreté et l'hygiène pouvaient demander.

La salle consacrée à mon service, exposée à l'est et à l'ouest, entre la rue et une cour spacieuse, est élevée de plafond et éclairée de deux côtés par de hautes et larges fenêtres. L'air et la lumière y pénètrent donc abondamment, et la ventilation y est des plus faciles; l'aspect en est gai; les malades s'y plaisaient : excellentes conditions qui ont eu la plus heureuse influence.

Outre cette salle, je pouvais disposer d'une ou deux petites chambres ou cellules ; je m'en suis servi pour y faire transporter les ataxiques qui troublaient le repos des autres malades, et pour garder quelques convalescents jusqu'à leur complète guérison.

Enfin un petit parloir, pouvant contenir trois lits, m'a été aussi extrêmement utile pour isoler trois malades qui, dans le cours de leur traitement, ont contracté la variole, et qu'il était impossible, sans compromettre gravement leur vie, d'évacuer sur un hôpital spécial. . . . . . . . . . . . . .

La cour spacieuse dont j'ai parlé plus haut servait de promenoir aux malades. Quand il pleuvait, une galerie couverte leur permettait de se mettre à l'abri tout en bénéficiant du grand air. Ceux qui ne pouvaient sortir parvenaient, grâce à l'ingénieuse bienveillance des dames qui s'étaient instituées garde-malades, à tromper leur ennui par des jeux ou des travaux variés. Les conditions d'alimentation et de chauffage étaient d'ailleurs aussi bonnes qu'on pouvait le désirer en ces temps difficiles. Aussi, je le répète, les malades se plaisaient à l'ambulance des Irlandais, où ils trouvaient une véritable famille; ceux qui y avaient été traités une fois demandaient à y revenir quand ils retombaient malades; ceux qui avaient en perspective une longue convalescence priaient avec instance qu'on leur permît de la passer dans un milieu où ils se trouvaient si bien. J'ai dû plusieurs fois accéder à ces prières, ce qui, en prolongeant le séjour de quelques malades, a ralenti d'autant le mouvement général dans le service. D'un autre côté, je n'ai compris dans la statistique suivante que les malades qui sont restés à l'ambulance du commencement à la fin de leur maladie, et n'ai point tenu compte de ceux qui n'y ont fait qu'un séjour provisoire, tels que les varioleux, qu'on évacuait sur Bicêtre, ou les blessés qu'on a envoyés, sauf quelques exceptions, à l'ambulance Tournefort, consacrée exclusivement au traitement des maladies chirurgicales. Ainsi s'explique le nombre relativement restreint des malades dont les noms ont été relevés dans mon service du 17 septembre 1870 au 15 mars 1871.

Ce nombre est de 95 et se répartit, eu égard à la nature de la maladie, de la manière suivante :

Diarrhée et dysenterie. . . . . . . . . . . . . . . . . . . . 14
Embarras gastrique. . . . . . . . . . . . . . . . . . . . . . 14
Fièvre typhoïde. . . . . . . . . . . . . . . . . . . . . . . . 4
Fièvre intermittente. . . . . . . . . . . . . . . . . . . . . 2
Affections rhumatismales. . . . . . . . . . . . . . . . . . 6
Affections cardiaques. . . . . . . . . . . . . . . . . . . . 3
Angine. . . . . . . . . . . . . . . . . . . . . . . . . . . . 2
Bronchite. . . . . . . . . . . . . . . . . . . . . . . . . . . 20
Pneumonie ou broncho-pneumonie. . . . . . . . . . . . 6
Phthisie pulmonaire. . . . . . . . . . . . . . . . . . . . . 5
Rougeole. . . . . . . . . . . . . . . . . . . . . . . . . . . 2
Scorbut. . . . . . . . . . . . . . . . . . . . . . . . . . . . 1
Conjonctivite catarrhale. . . . . . . . . . . . . . . . . . 1
Otite externe. . . . . . . . . . . . . . . . . . . . . . . . . 3
Blessures et affections chirurgicales diverses. . . . . . 12

5

Chez plusieurs malades non-seulement des complications, mais de nouvelles maladies sont survenues dans le cours du traitement. C'est ainsi que des blessés ont eu de l'embarras gastrique ou de la bronchite; que deux malades ont eu un érysipèle et trois autres la variole. Le germe de cette dernière maladie a été apporté dans la salle par des malades arrivés au début de l'affection et qu'on n'a pu immédiatement évacuer sur un autre hôpital. On a procédé, comme mesure préventive, à des revaccinations. Les trois cas de variole, ou plutôt de varioloïde, ont été légers.

Le chiffre des décès a été de 5 et se décompose ainsi :

Fièvre typhoïde. . . . . . . . . . . . . . . . . . . . . . 1
Broncho-pneumonie. . . . . . . . . . . . . . . . . . . . 1
Phthisie pulmonaire. . . . . . . . . . . . . . . . . . . . 2
Plaie pénétrante de l'abdomen. . . . . . . . . . . . . . 1

Voici maintenant, pour chaque groupe de malades, un aperçu rapide de la marche de la maladie, de la médication employée, des résultats obtenus et des conséquences qu'il est permis d'en déduire.

DIARRHÉE ET DYSENTERIE. — Ces deux maladies se sont montrées généralement peu graves et ont cédé assez facilement à l'administration de l'ipéca, des purgatifs salins et du bismuth. Procédant l'une et l'autre de l'humidité et du froid auxquels nos soldats étaient exposés, la diarrhée était franchement catarrhale, et la dysenterie a présenté cette forme que notre ami, M. Constantin Paul, décrivait au commencement du siége sous le nom de forme rhumatismale. Dans deux ou trois cas cependant, surtout dans un, par la gravité des symptômes, principalement par l'adynamie profonde où sont tombés les malades, elle s'est rapprochée de la dysenterie infectieuse. A la médication précédente j'ai joint le charbon, le quinquina, des lavements avec de l'hyposulfite de soude. Les malades ont guéri, mais leur convalescence a été longue.

Deux malades de ce groupe ont eu, l'un un érysipèle de la face, l'autre la variole, complications qui, d'ailleurs, n'ont présenté aucun caractère sérieux.

EMBARRAS GASTRIQUE. — J'ai compris sous cette dénomination l'embarras gastrique simple, apyrétique, et l'embarras gastrique fébrile, qu'il est difficile de distinguer de ce que certains auteurs appellent fièvre synoque, fièvre gastrique, muqueuse ou bilieuse, état muqueux, bilieux, saburral, etc. Plusieurs de ces cas se rapprochent beaucoup de la fièvre typhoïde, et si, faisant abstraction des lésions anatomiques, on ne tenait compte que de la symptomatologie, formeraient comme les anneaux d'une chaîne continue depuis les troubles les plus légers des fonctions digestives jusqu'à la fièvre typhoïde la plus grave.

Les embarras gastriques apyrétiques ont guéri en quelques jours par un éméto-cathartique ou un simple purgatif salin.

Les embarras gastriques fébriles ont aussi été heureusement modifiés par la même médication, mais il a fallu y insister davantage et relever ensuite les forces des malades, dont quelques-uns étaient considérablement affaiblis, par les toniques, en particulier les préparations de quinquina.

Fièvre typhoïde. — Sur les quatre malades que j'ai eu à traiter pour la fièvre typhoïde, trois sont entrés à l'ambulance à deux jours d'intervalle. Chez deux d'entre eux le diagnostic a pu être porté dès le premier jour. La maladie d'ailleurs s'annonçait devoir être grave : fréquence du pouls, élévation de la température, céphalalgie, stupeur, prostration, etc., tous les symptômes se présentaient avec un haut degré d'intensité ; mais leur évolution s'est faite d'une manière régulière, et l'issue a été favorable dans les deux cas, bien que chez l'un des malades il y ait eu, vers le trentième jour, une sorte de rechute avec prédominance des symptômes bronchiques.

Chez le troisième malade, la fièvre typhoïde a débuté d'une manière insidieuse et elle n'en a été que plus grave, puisque l'issue a été fatale. Ce malade, appartenant au troisième régiment de zouaves, est entré avec un de ses camarades du même régiment. L'un et l'autre avaient habité l'Afrique, avaient payé leur tribut aux fièvres palustres et, depuis quelques jours, avaient été repris d'accès intermittents. Les symptômes, le type de la fièvre étaient les mêmes des deux côtés ; la nature de la maladie semblait devoir être identique. Je prescris donc à mes deux malades un vomitif, puis du sulfate de quinine à la dose de 1ᵉʳ,50 par jour. La fièvre, en effet, est coupée chez le second malade, et il peut quitter l'ambulance au bout de quelques jours. Mais chez le premier la fièvre persiste ; de franchement intermittente elle devient rémittente, puis continue. En même

...emps le thermomètre, placé sous l'aisselle, indique une élévation considérable et constante de la température; le malade est inquiet; son moral est vivement frappé; son regard est fixe, parfois égaré. Du côté du ventre et de la poitrine les symptômes sont encore peu intenses. Mais bientôt les phénomènes cérébraux s'aggravent; on est obligé d'isoler le malade, dont l'agitation et le délire troublent le repos de ses compagnons de salle; l'adynamie progresse parallèlement avec les désordres du mouvement et de l'intelligence; les symptômes abdominaux eux-mêmes augmentent considérablement d'intensité, le facies s'altère profondément; toute médication demeure impuissante, et le malade succombe au dixième jour de son entrée à l'ambulance.

Le quatrième malade a présenté, comme les deux premiers, une fièvre typhoïde à forme adynamique, à marche régulière, sans complication sérieuse, et est sorti guéri.

Les purgatifs salins au début, le charbon, le quinquina et le vin ont constitué la base du traitement.

Fièvre intermittente. — J'ai peu de chose à ajouter à ce que je viens de dire d'un malade atteint de fièvre intermittente. Un second cas s'est présenté dans les mêmes conditions, et le sulfate de quinine, précédé d'un vomitif, a eu également raison du retour des accès.

Affections rhumatismales. — C'est par suite du lien étiologique qui les unit que j'ai rangé sous cette dénomination les maladies suivantes :

| | |
|---|---|
| Rhumatisme articulaire aigu. | 3 |
| Paraplégie rhumatismale. | 1 |
| Arthrite rhumatismale du genou. | 1 |
| Hydarthrose. | 1 |

Des trois cas de rhumatisme articulaire aigu, deux, d'ailleurs légers, ont été compliqués, l'un de diarrhée, l'autre d'angine. Le troisième, beaucoup plus grave et surtout plus rebelle, n'a présenté, il est vrai, aucune complication, même du côté du cœur; mais toutes les articulations ont été successivement malades à différentes reprises et, contrairement à ce qui a lieu d'ordinaire dans le rhumatisme ainsi généralisé, la maladie a semblé vouloir se localiser et persister dans une ou deux articulations. Après avoir combattu les phénomènes généraux par le sulfate de quinine, j'ai dû attaquer les manifestations locales par la teinture d'iode, les vésicatoires et même la cautérisation ponctuée. La guérison s'est fait longtemps attendre, mais toute douleur a fini par disparaître, et le malade a pu reprendre son service.

Un jeune mobile a été apporté à l'ambulance avec une paralysie complète des membres inférieurs. Ce n'est pas la première fois qu'il éprouvait un accident de ce genre. Il avait déjà eu, il y a un an ou deux, à la suite d'un refroidissement, une grande faiblesse des jambes, qui avait disparu en quelques semaines par des frictions excitantes et l'application de vésicatoires à la région lombo-sacrée. Les nuits passées sous la tente ou à la tranchée, pendant l'hiver rigoureux que nous traversions, ne pouvaient manquer de ramener les mêmes accidents; seulement, en raison de l'intensité de la cause, les effets ont été plus graves : la paralysie a été complète. J'ai simplement employé les moyens qui avaient une première fois réussi (purgatifs, frictions irritantes, vésicatoires, toniques), et qui ont été de nouveau couronnés de succès. La sortie du malade a été retardée par la varioloïde qu'il a contractée dans la salle, mais après un séjour de deux mois environ à l'ambulance, il a pu rejoindre son bataillon.

Les deux affections articulaires du genou, réveil d'une arthrite rhumatismale ancienne et hydarthrose ont disparu, la première par le repos et de simples frictions, la seconde, plus lentement, par une application successive de larges vésicatoires et des badigeonnages avec de la teinture d'iode.

AFFECTIONS CARDIAQUES. — Trois jeunes mobiles offrant, l'un une hypertrophie du cœur, les deux autres des lésions organiques consécutives à une atteinte de rhumatisme articulaire aigu, sont entrés à l'ambulance en attendant leur congé de réforme. Sous l'influence du repos et du régime leur état général, compromis par les fatigues et les privations, s'est un peu amélioré.

ANGINE. — Deux cas d'angine simple ont cédé promptement à un vomitif et à des gargarismes astringents.

AFFECTIONS PULMONAIRES. — Les affections pulmonaires entrent pour un chiffre élevé dans ma statistique, comme dans celle d'ailleurs de toutes les ambulances. A côté des bronchites simples, de quelques pneumonies franchement inflammatoires, j'ai observé aussi un assez grand nombre de cas de bronchites ou broncho-pneumonies, s'accompagnant fréquemment de diarrhée, et toujours d'une grande prostration, d'un état général grave peu en rapport avec les phénomènes locaux. Ces cas paraissaient tenir de la double constitution typhique et catharrhale qui existait alors; la première semblait donner le fond et la seconde la forme, ou, si l'on préfère, l'élément typhoïde fournissait le genre, la localisation thoracique, l'espèce ou la variété. Aussi j'ai proposé ailleurs (1), pour ces cas mixtes, la dénomination de *pneumo-typhus*. Le malade qui a succombé dans mon service à une broncho-pneumonie présentait un cas semblable.

Dans le traitement des bronchites, je me suis bien trouvé de l'association du kermès à l'alcool : les malades prenaient alternativement une cuillerée d'une potion kermétisée et une cuillerée d'une potion de Todd. Je remplaçais le kermès par le tartre stibié quand les petites bronches ou le parenchyme pulmonaire étaient atteints. Du reste, je cessais l'usage des antimoniaux aussitôt que la fièvre et les phénomènes aigus s'étaient amendés, et, tout en continuant la potion de Todd, je prescrivais les préparations de quinquina. L'indication d'une médication excitante et tonique ressortait de l'état de faiblesse et d'épuisement des malades.

Cinq phthisiques sont entrés dans mon service. Deux d'entre eux, arrivés à la période ultime de la maladie, ont succombé. Les trois autres sont sortis, un peu améliorés, avec un congé de convalescence.

Fièvres éruptives. — Deux cas de rougeole et trois de varioloïde. Rien de particulier.

Scorbut. — Un seul malade est entré à l'ambulance pour un état scorbutique caractérisé par une grande faiblesse, des taches de purpura, de l'œdème des membres inférieurs, etc. C'était après la conclusion de l'armistice. Sous l'influence d'un régime tonique et

---

(1) V. Gazette médicale, année 1871, n° 5.

1.

d'une alimentation réparatrice, dans laquelle les végétaux herbacés entraient pour une large part, sou état s'est promptement amélioré et il est sorti dans les premiers jours de mars.

Généralement c'est dans les ambulances mêmes que les accidents scorbutiques se manifestaient, chez des malades depuis longtemps en traitement et plus ou moins affaiblis. J'ai observé à peine quelques taches de purpura chez deux ou trois malades de mon service des Irlandais; aucun d'eux n'a présenté le ramollissement des gencives, la fétidité de l'haleine, les ecchymoses, les infiltrations œdémateuses, les douleurs musculaires, etc., qui caractérisent la cachexie scorbutique.

On a discuté beaucoup et l'on discute encore sur la véritable étiologie du scorbut. En voulant trop simplifier et réduire toutes les causes à une seule, la privation des légumes frais, par exemple, on me semble s'être éloigné de ce qu'apprend une observation rigoureuse des faits. Ainsi, pendant qu'à l'ambulance des Irlandais mes malades échappaient au scorbut, à l'ambulance du Sénat, où j'avais un service de soixante lits, plus de la moitié des malades présentaient des symptômes plus ou moins avancés de cette cachexie. De plus, toutes les salles de cette même ambulance n'ont pas été également atteintes. Celle où le scorbut a présenté à la fois le plus de fréquence et le plus de gravité est la salle du Musée, qui était la moins aérée et la plus froide. Puis est venue la salle du Trône qui ne renfermait pas moins de soixante lits. Les salles de mon service, plus petites, ne renfermant chacune que huit ou dix lits, exposées au levant ou au midi, plus faciles à ventiler, ont été les dernières où le scorbut s'est montré, et encore a-t-il atteint un petit nombre de malades. Celle de ces salles où l'on a compté le plus de scorbutiques est précisément celle où les lits étaient le plus rapprochés les uns des autres et où l'aération était la moins parfaite.

Ainsi de deux ambulances, situées dans le même quartier, recevant le même genre de malades, remplissant les mêmes conditions au point de vue du régime alimentaire, ne différant que par la disposition intérieure, le nombre et l'étendue des services, l'une, petite, composée de deux salles de vingt lits parfaitement aérées, ne compte qu'exceptionnellement quelques cas de scorbut; l'autre, grande, constituant un véritable hôpital, ne renfermant pas moins de cinq cents malades, ayant des salles froides, humides, ou mal disposées pour la ventilation, paye au contraire à cette affection un large tribut, et le nombre des scorbutiques est en raison directe de l'étendue de la salle et du nombre des malades qu'elle renferme. Je me crois autorisé à conclure de là que l'étiologie du scorbut est complexe, multiple, et que, au nombre de ses causes, éloignées ou prochaines, prédisposantes ou occasionnelles, peu importe, il faut certainement compter, après une alimentation insuffisante ou vicieuse (privation de légumes frais), les maladies antérieures, le froid, l'humidité, le défaut d'aération, l'encombrement.

CONJONCTIVITE ET OTITE. — Un cas de conjonctivite catarrhale, entretenue par quelques granulations, a guéri par les collyres astringents et les cautérisations avec le crayon de sulfate de cuivre.

J'ai eu à soigner pendant le siége un grand nombre de malades atteints d'otite externe. Chez les uns, au nombre desquels se trouvent les trois malades de mon service des Irlandais, l'otite était primitive : des irrigations émollientes suivies d'injections au glycérolé de tannin en ont eu assez rapidement raison. Chez les autres, l'otite était secondaire et s'est montrée plus rebelle. La plupart de mes convalescents de fièvre typhoïde à l'ambulance du Sénat ont présenté cette complication. Quelques-uns ont conservé un peu de surdité, symptôme qui tendait d'ailleurs à disparaître.

BLESSURES ET AFFECTIONS CHIRURGICALES DIVERSES. — L'ambulance des Irlandais était destinée au traitement de maladies d'ordre interne; ce n'est qu'exceptionnellement que j'ai eu dans mon service quelques cas appartenant plus spécialement à la chirurgie. Ces cas se décomposent de la manière suivante :

| | |
|---|---|
| Adénite inguinale. | 1 |
| Entorse (dont une avec fracture du péroné). | 3 |
| Ongle incarné. | 1 |
| Phlegmon de la main. | 1 |
| Plaie superficielle de la main. | 1 |
| — du pied. | 1 |
| Blessures par armes à feu. | 4 |

L'adénite inguinale était symptomatique d'un chancre mou siégeant au gland. J'en ai cherché et obtenu la résolution par les vésicatoires volants.

Deux entorses ont guéri rapidement par le simple massage. La troisième, compliquée de fracture du péroné, s'est montrée plus rebelle. Dès que le gonflement a eu à peu près disparu, on a appliqué un appareil silicaté qui a permis au malade de marcher d'abord péniblement, puis avec moins de douleur. Il boitait encore au moment où, plus de trois mois après la chute qui avait produit la double lésion, il a pu, en vertu d'un congé, rentrer dans sa famille.

L'ongle incarné a été traité par les cataplasmes longtemps continués et la cautérisation des chairs fongueuses. Quand l'ongle a été suffisamment ramolli, il a été facile d'en corriger, au moyen d'une lame de plomb, la direction vicieuse. Ce traitement palliatif, à défaut d'un traitement chirurgical et curatif auquel le malade n'a pas voulu souscrire, lui a permis de regagner son bataillon sans plus souffrir de son pied.

Le phlegmon de la main n'a rien présenté de particulier.

Chez un autre malade un furoncle de la région dorsale de la main avait laissé à sa suite un ulcère qui s'est cicatrisé rapidement par des cautérisations au nitrate d'argent et des pansements au vin aromatique ou à l'alcool.

Un troisième avait eu le pied entamé par sa chaussure, à la suite de marches forcées. Le repos et les émollients ont amené aussi une prompte cicatrisation de la plaie ainsi produite.

Les blessures par armes à feu ont offert plus d'intérêt.

La première a atteint le sujet à la fesse et a été produite par un éclat d'obus. Elle était peu profonde et a guéri promptement.

Dans le second cas il s'agit d'un franc-tireur qui, dans un état d'ivresse, s'était approché un soir à 25 mètres des avant-postes prussiens. Il reçoit une balle dans le ventre et est apporté dans la nuit à l'ambulance. Appelé immédiatement, je constate une plaie en séton et pénétrante de l'abdomen, avec hernie d'une masse épiploïque considérable. La balle, entrée un peu au-dessous de l'ombilic, est sortie en arrière et à gauche, en écornant la crête iliaque. Le blessé est très-faible, très-agité ; son pouls est petit, serré, fréquent ; il a des vomissements. Je ne tente pas la réduction de la partie herniée ; je la maintiens au moyen de compresses de flanelle et d'un simple bandage de corps ; je prescris à l'intérieur l'opium à haute dose et la glace.

Le lendemain matin, pendant que j'examine sa blessure avec mon confrère et ami, M. Bastien, le franc-tireur se dresse, pousse un cri et succombe. A l'autopsie, nous trouvons l'intestin perforé en trois endroits. Il existe en deux points une perte de substance considérable, intéressant plus de la moitié de la circonférence intestinale. L'épanchement intrapéritonéal n'était pas aussi abondant qu'on aurait pu le penser d'après les lésions précédentes et les symptômes présentés par le blessé.

Les deux cas suivants me paraissent offrir assez d'intérêt pour que je reproduise les observations qui y ont trait, telles qu'elles ont été recueillies par mon interne, M. Farges.

Obs. I. — Clément-Bernard Lavergne, âgé de 26 ans, a été blessé à l'attaque de Chevilly le 30 septembre 1870. La balle a pénétré dans le bras gauche, au niveau de l'empreinte deltoïdienne. Elle a contourné la face postérieure de l'humérus et, poursuivant son trajet oblique, elle s'est engagée dans les parties molles, entre le scapulum et la cage thoracique, pour venir s'arrêter, au-dessous de l'angle de l'omoplate, au niveau de la douzième côte. Ce trajet est indiqué par le palper, qui réveille une douleur de l'empreinte deltoïdienne au bord axillaire et supérieur du scapulum. De ce bord jusqu'à l'angle, on ne rencontre que la sensibilité normale; mais de cet angle à la douzième côte, la douleur fait retrouver la voie du projectile. Cette pénétration de la balle en segment de circonférence est très-bien expliquée par la position du soldat en tirailleur, au moment de la blessure, genou en terre, bras gauche allongé sous l'arme pour lui servir de support. Dans cette position, la contraction des muscles élève l'omoplate gauche et transforme en ligne droite le trajet de la balle, qui devient angulaire lorsque le membre est fléchi et ramené vers la paroi thoracique. La balle a été extraite au camp prussien, mais nul renseignement ne nous est donné; les infirmiers ennemis nous remettent ce soldat demi-nu, et nous ignorons si des débris d'étoffe sont restés dans les chairs. L'examen des vêtements est souvent, on le sait, une ressource précieuse.

Ce soldat a été blessé et est tombé à sept heures du matin; il n'a été relevé qu'à onze, après avoir perdu, dit-il, une abondante quantité de sang. Opéré à deux heures, il nous est remis à quatre, et nous l'amenons à l'ambulance des Irlandais. L'état général est des meilleurs, le moral excellent, le pouls peu élevé. Le blessé passe une très-bonne nuit. Le lendemain on trouve dans son crachoir des caillots de sang et des crachats striés, qu'on doit sans doute attribuer à une simple contusion du poumon; l'auscultation ne révèle aucun signe de lésion pulmonaire. — Prescriptions alimentaires : Bouillons, potages, œufs, biscuits, vin généreux.

Le sixième jour, l'état satisfaisant du blessé est troublé par un accès de fièvre. Il a, dit-il, tenu garnison à Rome et sur les bords des marais Pontins, et a déjà été traité pour les fièvres intermittentes. On prescrit en conséquence du sulfate de quinine qui arrête ou plutôt suspend les accès, car ils reparaissent à différents intervalles. Du 5 octobre au 8 novembre ils finissent par céder, ainsi que l'embarras gastrique qui les accompagne, aux vomitifs, au sulfate de quinine et aux préparations de quinquina.

L'état des plaies semble subir l'influence de l'état fébrile. Parfois la suppuration s'arrête, ou pendant deux ou trois jours diminue d'abondance. On injecte dans le trajet de l'eau de noyer, et les pansements sont faits avec des compresses imbibées d'eau phéniquée et alcoolisée. Vers le 15 octobre, le malade peut se lever et fait quelques pas dans la cour. Il ne reprend le lit qu'avec les accès. Le 26 octobre, l'orifice d'extraction est à peu près cicatrisé. Du 8 au 15 novembre, l'aspect de la plaie d'entrée de la balle est redevenu satisfaisant. Mais à cette époque la diphthérite envahit ses bords, et bientôt une induration très-prononcée sur tout le trajet de la blessure y révèle la présence d'un bouchon pseudomembraneux. M. le docteur Bastien nous apprend que la même affection a envahi son service, voisin du nôtre, rue Tournefort. Il l'a traitée simultanément, sur différents sujets, par le chlorate de potasse, le sulfure de potassium, les acides nitrique et hydro-chlorique, enfin par l'acide lactique en solution au cinq-centième. La solution lactique seule lui a donné de bons résultats. Nous remplaçons donc par cette solution l'eau de noyer et l'eau phéniquée qui servaient à nos injections. Les fausses membranes disparaissent après vingt jours, pour reparaître ensuite pendant quelque temps, mais en restant toujours une complication locale de peu d'importance.

Du 15 novembre au 14 décembre l'état général est redevenu excellent. Les accès fébriles ont cessé ; la suppuration marche régulièrement, entraînant parfois au dehors des fils d'étoffe. Déjà, quand cette suppuration avait diminué ou fait défaut, un stylet explorateur n'avait pu trouver d'obstacle dans le trajet, dilaté au moyen d'une tige de laminaire, et le trajet est resté libre. Cependant, au 14 décembre, un gonflement se fait dans le creux axillaire ; de jour en jour il augmente ; l'indication est claire, un travail d'élimination tend à se produire. Le pus se collectionne, et nous ouvrons l'abcès. Les injections, répétées matin et soir, ne tardent pas à trouver bientôt par cette incision un orifice de sortie. Mais cette communication d'un orifice à l'autre ne s'est point établie d'emblée ; nulle d'abord, elle s'est ensuite affirmée par le

passage de quelques gouttes de liquide, ensuite par un mince filet
d'eau. Puis le travail éliminatoire s'est poursuivi; deux jours après
l'incision, un morceau de chemise est entraîné par la suppuration. Le
lendemain c'est un débris de capote. Plus d'obstacle alors au passage
de l'injection d'un orifice à l'autre; le trajet complétement nettoyé,
excité par la solution lactique, se rétrécit de plus en plus et s'oblitère
vers la fin de décembre. L'incision de l'aisselle se cicatrise en même
temps, et le 5 janvier notre soldat entre en convalescence dans l'ambulance de M. le docteur Belin. M. Belin fait sur la plaie du bras des
pansements à la glycérine, qu'il remplace, après quelques jours, par le
diachylon. Le 20 janvier la cicatrisation est complète.

Aujourd'hui (15 février 1871), le blessé ne peut porter facilement
son bras qu'en avant, dans l'extension. Tous les autres mouvements,
sans être impossibles, sont très-limités; mais ils semblent avoir déjà
gagné un peu plus d'étendue par suite d'une gymnastique appropriée·

Obs. II. — Louis Glédel, soldat au 35ᵉ de ligne, âgé de 23 ans, reçoit
à bout portant une balle qui pénètre par le milieu d'une ligne située
un peu au-dessous de l'épine de l'omoplate et sort par le premier es-
pace intercostal. Frappé par l'ennemi caché derrière un mur, il se tenait, prêt à tirer, dans une position qui rapprochait ses deux bras du
tronc. Le trajet de la blessure, traversant le sommet du poumon, est
dirigé d'arrière en avant, de bas en haut, et légèrement de dedans en
dehors. Aucun vaisseau important n'a été atteint.

Le blessé est porté à l'ambulance des Irlandais dans une prostration
extrême, accusant d'horribles souffrances et ayant, dit-il, perdu beaucoup de sang. On se borne à renouveler les masses de charpie appli-
quées sur les deux orifices sans toucher à celle qui se trouve aggluti-
née sur leurs bords. L'auscultation ne révèle qu'une diminution dans
le bruit respiratoire. — Cordial, potion opiacée. Sommeil pendant
quelques heures, interrompu par de la toux et des plaintes.

A la visite du matin l'état général est un peu meilleur, mais le blessé
présente une constitution médiocre, une maigreur extrême; son moral
est affecté. La fièvre, d'ailleurs, est modérée; quelques caillots et des
crachats sanguinolents s'étalent sur ses draps; le malade n'a pas eu la
force de se remuer. L'auscultation fait percevoir quelques signes de
congestion autour de la partie lésée. Les symptômes thoraciques ont
été d'ailleurs très-modérés, et nous n'avons pas eu à combattre éner-
giquement la pneumonie traumatique que nous avions des raisons de re-
douter. — Quinquina, alcool, opium, oxyde blanc d'antimoine, vin
généreux, bouillons, potages, œufs.

Le bras est immobilisé sur le thorax. On fait des injections d'eau de noyer. L'état des plaies est excellent ; un mince filet d'eau passe d'un orifice par l'orifice opposé. Les injections, continuées les jours suivants, détachent des esquilles du scapulum et passent à gros jet d'un orifice à l'autre. Un décollement se produit au pourtour de la plaie d'entrée, qui s'est enflammée, et le pus s'y réunit en foyer. On pratique une ouverture dans le point le plus déclive et l'on provoque le recollement par l'introduction d'une mèche en séton.

Pendant un mois l'état général du blessé est resté satisfaisant ; mais vers les premiers jours de novembre la scène change. Il a de longues insomnies qui résultent, dit-il, de l'obligation où il se trouve de rester toujours couché sur le même côté. Il est triste, morose, rien ne peut le distraire ni le consoler. Des frissons surviennent, l'appétit disparaît, la suppuration diminue et les fausses membranes envahissent les bords de la plaie. — Régime tonique et varié suivant les goûts du blessé. — Les pansements sont faits avec une solution au cinq-centième d'acide lactique, et l'on continue à faire deux injections par jour dans le trajet. Ces injections faites, suivant les circonstances, avec de l'eau de noyer, de l'eau phéniquée ou de l'eau de goudron, entraînent des débris d'étoffe ; un stylet explorateur détache quelques esquilles et amène des filaments de drap. En même temps la suppuration devient plus abondante, et cela brusquement, comme si un nouveau foyer s'était ouvert dans l'ancien.

Grâce à l'élimination des corps étrangers et au régime réparateur prescrit, les forces renaissent. Vers la fin du mois le malade se lève et se promène un peu. Nous l'encourageons à faire chaque jour un exercice modéré dont nous constatons l'heureuse influence. Les fausses membranes seules, très-rebelles au traitement, envahissent le trajet qu'elles menacent d'oblitérer. Nous avons recours à l'introduction de tiges de laminaire dans les orifices et de mèches dans le trajet ; le pus et le liquide d'injection retrouvent leur libre cours.

Un fait intéressant à signaler est le suivant : à peine le liquide est-il injecté par l'orifice antérieur (*et par celui-là seul*), que le malade en accuse la sensation dans le larynx et l'arrière-cavité des fosses nasales ; il tousse ; il éternue, se recule vivement pour se soustraire à l'injection, et si on la continue, il éprouve de véritables accès de suffocation. Rien de semblable ne se produit quand le liquide chemine d'arrière en avant.

De plus, la sensation, sensation gustative, suivant ce qu'exprime le malade, varie avec la nature du liquide injecté. Ainsi le malade ne peut supporter l'eau de goudron, tant l'âcreté, dit-il, lui en est désagréable, et l'on a beau mélanger à son insu les liquides, il ne s'y trompe pas. Et non-seulement il accuse la sensation du goût, mais il en a toute la finesse et se plaint plus ou moins, selon le degré de concentration du liquide injecté. Il est convaincu que ce liquide remonte du trajet de la plaie dans son arrière-gorge, et ses efforts de toux, d'expuition, finiraient par convaincre ceux qui l'entourent si l'on trouvait des traces de communication d'un rameau bronchique avec le foyer de la blessure. Mais aucune trace semblable n'existe ; le poumon, par ses mouvements alternatifs d'expansion et de retrait, fait bien, au niveau des deux orifices de la blessure, les fonctions d'un soufflet, ou d'une pompe aspirante et foulante, aspirant l'air quand il se retire, le chassant au contraire avec le pus quand il se dilate, et l'étendue de ces phénomènes est proportionnée aux efforts du malade ; mais, quels que soient ces efforts, l'air intrapulmonaire ne paraît avoir aucune issue à travers les parois qui limitent le foyer de la blessure ; et de même, quelque force que l'on déploie en faisant l'injection, nulle trace du liquide injecté ne se retrouve dans les crachats que le malade arrache avec peine de son arrière-gorge. La sensation, ou plutôt la fausse sensation qu'il éprouve résulte d'une action indirecte, ou action réflexe, transmise des filets nerveux qui tapissent les parois du trajet de la blessure aux nerfs du larynx et du pharynx.

Ce trajet est resté jusqu'à la fin perméable au liquide d'injection, grâce à la précaution que nous avons eue de dilater de temps en temps les deux orifices au moyen de tiges de laminaire. Un stylet droit, introduit par un orifice, pouvait être saisi par l'orifice opposé. Les poumons, d'ailleurs, ont repris promptement leur fonctionnement régulier. Tout ce que l'auscultation révélait, à partir du deuxième mois, c'était, à part le bruit d'entrée et de sortie de l'air à travers les orifices et le trajet de la blessure, un peu de diminution du murmure respiratoire dans le voisinage de ce même trajet.

Peu à peu cependant le calibre de ce trajet diminue, et cela de la profondeur vers les orifices. La cavité creusée aux dépens du parenchyme pulmonaire finit par se combler. Vers le 10 février le blessé n'accuse plus la sensation dont il vient d'être parlé, quand on lui fait une injection d'eau de goudron par l'orifice antérieur. Quelques jours plus tard la communication entre les deux orifices est interrompue. Le blessé prend des forces et de l'embonpoint ; son état moral s'améliore ; la convalescence n'est plus entravée par aucun accident ; la cicatrisation des deux orifices se complète, et il quitte l'ambulance le 10 mars dans un état excellent.

Je n'ajouterai rien aux deux observations succinctes qui précècèdent. Je dirai simplement que j'ai la conviction intime, d'après l'examen comparatif que j'ai pu faire, pendant le siége, des différentes ambulances, que si mes deux blessés, au lieu de se trouver dans une petite ambulance, comme celle des Irlandais, avaient été envoyés dans une grande ambulance ou dans un hôpital, au milieu d'un service nombreux de blessés, où la diphthérite marchait habituellement de front avec des complications infectieuses d'un autre genre, j'ai la conviction, dis-je, que mes deux blessés n'auraient pas traversé d'une manière aussi heureuse les longues phases du travail de réparation consécutif à leur blessure.

Il est bon de faire observer, d'un autre côté, que sur les cinq décès mentionnés plus haut, il est trois cas (les deux phthisiques arrivés à la période ultime et le franc-tireur à la plaie pénétrante de l'abdomen) qui déjouaient toutes les ressources de l'art, de sorte que, en tenant compte des maladies curables, la mortalité n'a été en définitive que de 2 sur 92 malades, ou 2,17 pour 100. Or dans mon service de l'ambulance du Sénat, où dans le même temps j'ai eu à traiter les mêmes maladies, chez des sujets dont les conditions antérieures étaient les mêmes, et où j'ai suivi la même méthode thérapeutique, je suis loin d'avoir obtenu d'aussi bons résultats.

Si à ces considérations on joint celles que j'ai présentées plus haut, à propos du scorbut, on a une nouvelle confirmation de cette vérité, devenue aujourd'hui banale parmi les médecins, que, toutes choses égales, la mortalité croît avec le nombre de malades ou de blessés renfermés et soignés dans un même milieu. De là cette conclusion pratique, par laquelle je terminerai mon rapport : dans toute organisation sanitaire nécessitée par l'état de guerre, on devra tendre désormais, par tous les moyens possibles, à multiplier les petites ambulances et à proscrire les grandes, de même que, en temps de paix, on doit s'efforcer de substituer à nos grands hôpitaux un système de petits asiles ou de maisons de secours qui se rapprocheront de plus en plus des conditions de l'assistance à domicile.

Vous vous êtes, très-honoré et très-cher maître, inspiré de ce principe dans votre organisation des ambulances de la Presse, et vous m'avez ainsi vous-même fourni l'occasion d'en montrer les heureuses conséquences. Je ne doute pas que les rapports de vos autres collaborateurs ne viennent sur ce point confirmer le mien et lui donner, par leur précieux concours, l'autorité qui lui manque. Puissent tous ces documents contribuer à amener prochainement, dans notre système hospitalier, les réformes que réclame depuis si longtemps l'intérêt des malades!

Veuillez agréer, très-honoré et très-cher maître, l'expression de mes sentiments les plus dévoués.

Dr F. DE RANSE.



347.—Paris. — Imprimerie Cusset et Cᵉ, rue Racine, 26.